EAUX MINÉRALES

DE

St-NECTAIRE-LE-HAUT

AUVERGNE (PUY-DE-DOME)

Eaux chlorurées sodiques, bicarbonatées, ferrugineuses, arsenicales et gazeuses.

~~~~~~

GRAND ÉTABLISSEMENT ET GRAND HOTEL

DU

MONT CORNADORE (SOUS L'ÉGLISE)

~~~~~~

Bains à eau courante, et à température *native*
Injections vaginales, liquides et gazeuses
Douches *oculaires* simples et pulvérisées. Pulvérisation externe,
Douches locales, pharyngiennes, etc. Douches de vapeur
Bains et douches de gaz acide carbonique.

CURES DE PETIT-LAIT

—❦—

PARIS

IMPRIMERIE JULES BONAVENTURE

55, QUAI DES GRANDS-AUGUSTINS.

INDICATIONS

1° *Maladies des femmes*. — Engorgements péri-utérins. Tumeurs, kystes de l'ovaire, végétations, ulcérations, granulation du col, aménorrhée, fleurs-blanches. *Stérilité*.

2° *Maladies des enfants*. — Faiblesse, lymphatisme, croissance difficile. *Chlorose*.

3° *Scrofules* sous toutes les formes. Engorgements cervicaux, maladies des os, coxalgie, tumeurs blanches, fausse ankylose.

4° *Rhumatisme* articulaire, musculaire, arthrite sèche, etc. *Goutte*.

5° *Maladies de la peau*, scrofuleuses et arthritiques, exéma, impétigo, etc.

6° *Maladies nerveuses*, hystérie, paralysies. Névralgies *(sciatique surtout)*.

7° *Affections atoniques* du tube gastro-intestinal. Pharyngites, gastralgies à crises périodiques. Paresse de l'intestin.

8° Fièvres intermittentes rebelles, anémie, maladies du foie, gravelle.

9° *Maladies des os*, consolidations des fractures, carie avec plaies et fistules.

10° *Maladies des yeux et des paupières*, conjonctivite granuleuse, taies de la cornée, albugo, blépharites chroniques, kératites.

EAUX MINÉRALES

DE

SAINT-NECTAIRE-LE-HAUT

Ouve... ... re du 15 Juin au 15 Septembre.

Service méd... l, M. le Docteur Dumas Aubergier, Médecin Inspecteur.

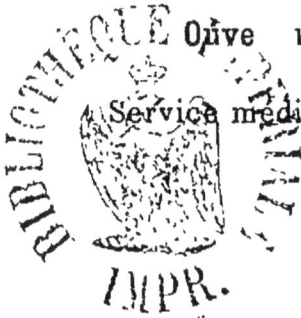

Itinéraire. Moyens de transport. — On se rend de Paris à Saint-Nectaire-le-Haut par le chemin de fer de Lyon et Méditerranée, en dix heures, jusqu'à la station de Coudes (Débours 28 fr. 3e classe). De cette station un omnibus correspondant aux trains de Paris conduit *gratuitement* à Champeix en une heure. De Champeix à Saint-Nectaire, le trajet se fait en une heure et demie. On peut aussi aller de Clermont-Ferrand à Saint-Nectaire-le-Haut, avec des voitures particulières (40 kil.), ou bien d'Issoire (25 kil.).

L'omnibus de l'établissement est à la disposition des baigneurs, et va les chercher à Coudes, à Champeix ou à Issoire.

Situation. — « Saint-Nectaire est un village coquettement « situé sur une colline, et au milieu duquel on remarque sa « vieille église romane, un des plus beaux monuments histo-« riques de la contrée (1). » L'hôtel et l'établissement, placés

(1) Constantin James, 1867.

au bas de cette colline, sont abrités contre les vents si fréquents dans les montagnes.

L'établissement, exposé au levant, est surmonté d'un annexe de l'hôtel, où se trouvent seize chambres vastes et commodes. *(Les baigneurs, par un escalier intérieur, peuvent se rendre au bain à couvert, et sans s'exposer à l'air extérieur.)*

Il renferme douze cabinets de bains, des appareils à douches de pression différente, une salle qui sera transformée en piscine et où se trouvent quatre baignoires destinées aux indigents, une salle spéciale où se prennent les injections vaginales, une autre destinée aux bains et douches de gaz acide carbonique, des appareils pour douches oculaires, des bains de pied, etc.

M. Mandon, le propriétaire actuel, qui en devint acquéreur en 1865, et auquel on doit l'installation nouvelle de plusieurs de ces moyens balnéaires, n'a rien négligé pour y introduire le confortable et satisfaire les justes exigences du médecin-inspecteur; aussi a-t-il vu, en 1867, deux ans après, ses efforts couronnés d'un plein succès. Les chiffres l'attestent : relativement à l'année 1864, le nombre des bains donnés en 1867 a *plus que doublé*. Ces améliorations et installations nouvelles se continueront chaque année; une source non utilisée jusqu'ici a été conduite dans un réservoir et sert à refroidir au besoin l'eau de la source principale; enfin bientôt il ne restera de l'ancien établissement que le souvenir de ce qu'on était en droit de lui reprocher, sous le rapport du primitif et du provisoire.

Hôtels. — *Le grand hôtel*, que M. Mandon aîné dirige à la satisfaction générale, s'est trouvé insuffisant en 1867, malgré l'augmentation d'un étage entier, l'année précédente seulement. Les baigneurs trouvent encore, près de l'établissement, des hôtels de second ordre et des maisons particulières avec la facilité de vivre chez eux.

Sources de Saint-Nectaire en général.

Propriétés physiques et chimiques. — L'eau minérale es t
très-abondante, le nombre des sources est considérable, on en
compte plus de quarante qui pourraient être utilisées. Quelle
que soit l'affluence des baigneurs, le volume d'eau sera toujours suffisant pour alimenter les établissements que les capi-
talistes ne manqueraient pas de faire construire, si, à l'aide
d'une publicité plus étendue, l'on pouvait faire mieux connaître
la vertu thérapeutique de ces eaux. L'eau d'abord, limpide au
sortir du granit, prend bientôt une teinte louche ; onctueuse
au toucher, elle forme, suivant M. Rotureau, une espèce de
savon au contact de la peau. Sa saveur est alcaline, un peu
ferrugineuse.

La *température* des 8 à 10 sources utilisées présente une
échelle thermométrique de 18° à 46°. Une grande quantité d'a-
cide carbonique s'en dégage avec bruit, et soulève l'eau minérale à une certaine hauteur.

Les substances principales qui constituent sa riche minéralisation sont, pour un litre d'eau, environ 2 gr. 30 de chlorure
de sodium ; 2 gr. 20 de bi-carbonate de soude d'autres sels
complètent un résidu de 6 à 7 grammes par litre. (*Voir le
tableau à la fin.*)

L'arsenic. trouvé par Thénard, y serait à l'état d'arséniate
de soude suivant M. Lefort. « Les dépôts ocracés, a écrit
« M. Terreil, renferment une grande quantité d'arsenic, puisque
« j'ai pu doser ce métalloïde en le précipitant à l'état de sul-
« fure de la formule As S³, et que 751 milligrammes de ces
« dépôts ont fourni à l'analyse 22 milligrammes d'arsenic,
« c'est-à-dire 2,72 0/0 d'acide arsénique. » (1)

_____

(1) Etudes sur les eaux minérales de Saint-Nectaire, par le docteur
Basset, p. 30. 1860.

Dans la même brochure se trouvent la description par M. Montagne des conferves spéciales qui se plaisent dans ces eaux minérales, l'analyse des dépôts ocracés laissés par ces eaux, et même de la pellicule cristalline qui surnage à leur surface.

On sait que ces eaux contiennent une assez grande quantité de matières organiques, dont l'action est jusqu'ici bien mal connue; de plus MM. Dumas et Bertrand racontent avoir vu des animaux microscopiques *vivants* dans cette eau minérale, au moment même de son émergence.

TRAITEMENT. 1° **Boisson**. — A température peu élevée, riche en acide carbonique, l'eau de Saint-Nectaire est agréable à boire, elle se conserve parfaitement et, transportée, elle continue les effets de la cure. Apéritique et diurétique, à la dose de deux à quatre verres par jour elle produit une légère constipation, et provoque au contraire de la diarrhée à la dose de cinq à six verres. Elle convient parfaitement à l'état anémique, au tempérament lymphatique, à la diathèse scrofuleuse, et se prescrit contre les gastralgies, la gravelle, les maladies de foie, etc., la chlorose, etc.

2° **Remarques importantes. Bains**. — Ce qu'il y a de spécial et d'éminemment favorable dans le mode de traitement employé à cette station, c'est que le médecin peut disposer à son gré d'une eau minérale à *température native*, sans avoir à craindre une perte de gaz, par suite d'une augmentation artificielle de température, ni le dépôt de substances minérales utiles, par suite du refroidissement. Les sources à température différente ne sont pas réunies, comme presque partout, dans un réservoir unique, ni mélangées, mais elles alimentent *chacune* un certain nombre de baignoires et sont affectées à une partie bien séparée de l'installation balnéaire. A la faculté d'avoir pour les bains une eau minérale à température *native* et toujours la même, appropriée aux indications spéciales, dont le médecin doit rester seul juge, se joint la possibilité de prendre

le bain à *eau courante*. A moins de prescription spéciale, jamais
on n'a recours à l'emploi de l'eau ordinaire.

Pendant le cours du traitement, le médecin est heureux de
pouvoir, s'il le juge convenable, changer sa prescription, et
faire prendre à ses clients des bains avec l'eau de telle ou telle
source, *plus ou moins* chaude, minéralisée, ou riche en gaz
acide carbonique, suivant les effets déjà produits et les sus-
ceptibilités particulières à chaque malade.

Douches. — A pression et à volume variable, à une température qui peut aller jusqu'à 46º, elles sont fréquemment employées, leur action est, suivant les cas, résolutive ou révulsive.

Bains de pieds. — Installés depuis deux ans, ils sont en
très-grande estime auprès des malades. Ils préviennent les
congestions occasionnées quelquefois par des bains trop
chauds.

Lotions et fomentations. — Dans les cas d'ulcères scrofu-
leux, plaies anciennes. tumeurs blanches, fistules, on laisse à
demeure sur les surfaces malades, et pendant plusieurs heures,
des compresses imbibées d'eau minérale à la température
extérieure. Ce moyen diminue la suppuration et favorise la
cicatrisation.

MODES D'EMPLOI PARTICULIERS A CETTE STATION.

Injections vaginales. — Contre certaines maladies de l'u-
térus et des annexes, et sous forme d'injections, on peut porter
l'eau minérale rendue mousseuse, jusque sur le col utérin, sans
avoir à craindre une impulsion trop vive.

« L'eau est utilisée au moment où elle s'échappe de la
« source, avec toute sa richesse, dans toute sa puissance,

« avant qu'elle ait rien perdu des principes, soit liquides,
« soit solides, soit gazeux, qui entrent dans sa composi-
« tion. » (1)

Ce mode d'installation est spécial à Saint-Nectaire, et permet
« de modifier à volonté la force d'impulsion communiquée au
liquide injecté. »

Douches et bains de gaz acide carbonique. — Ce gaz, sou-
mis à une forte pression, est dirigé, sous forme de douches,
sur les parties malades. Recueilli dans des baignoires en zinc
disposées à cet effet, il sert à donner des bains entiers. Ce
traitement, qui a nécessité une installation complète et toute
récente (1865), est surtout employé en Allemagne, et dans
quelques stations privilégiées de la France. Il donne d'excellents
résultats dans les cas de douleurs rhumatismales, de névralgies
et surtout contre la *sciatique.*

Douches oculaires. — « L'inspecteur actuel, M. le Dr Du-
« mas Aubergier, tire un excellent parti de ces eaux, dans le
« traitement de la conjonctivite granuleuse, des tissus de la
« cornée, des blépharites chroniques. Il dirige à cet effet des
« douches à jets très-fins, mais animées d'une certaine force
« d'impulsion, sur la muqueuse elle-même, aux points ma-
« lades. Il en modifie ainsi peu à peu la circulation et la vi-
« talité. » (2)

Ces douches se donnent avec l'eau chaude, ou froide, suivant les cas, et quelquefois avec une force capable de donner
lieu à un écoulement sanguin. Bien qu'elles soient données
quelquefois sur la muqueuse du globe oculaire lui-même, et
sur la muqueuse des paupières renversées en dehors, aucun
accident n'est venu entraver la guérison ou l'amélioration.

(1) Vernière, 1re lettre sur les eaux minérales de Saint-Nectaire.
1852, page 35.

(2) Constantin James, *loco citato.*

PULVÉRISATION EXTERNE.

Depuis 1866, M. le Dr Dumas Aubergier a ajouté aux nombreux moyens balnéaires l'emploi de l'eau pulvérisée par l'appareil du Dr Meyer, modifié par M. le Dr Tillot qui a bien voulu lui faire part des heureux résultats de son expérience. A l'état de *pulvérisation*, l'eau est absorbée plus rapidement, et provoque sur les parties malades une irritation salutaire, dont il est facile de graduer l'intensité. Elle a été employée avec succès contre les affections de l'appareil oculaire, citées plus haut, en outre contre les kératites ulcéreuses, panniformes, l'albugo, et de plus elle a rendu de grands services contre certaines maladies de la peau, bien limitées, à la face par exemple : dans certaines maladies des oreilles, dans les cas d'ulcères, plaies anciennes, et même contre certaines inflammations chroniques du pharynx, contre l'ozène, etc. Entre les mains de MM. les Drs Bazin et Cusco, aux hôpitaux de Saint-Louis et de Lariboisière, cette méthode de traitement a donné de très-beaux résultats et tout fait présumer que, recommandée par ces éminents praticiens, elle prendra de plus en plus un rang sérieux dans la thérapeutique.

CURES DE PETIT-LAIT.

L'étendue et l'excellence des pâturages des montagnes voisines a valu au pays une réputation bien méritée pour ses fromages, dont la fabrication constitue une industrie considérable et lucrative.

Le médecin inspecteur a utilisé déjà avec succès le petit lait, préparé sur ses indications, dans des cas de constipation opiniâtre, due à un état de paresse considérable du tube digestif. La cure du petit lait aurait donc à Saint-Nectaire, aussi bien qu'en Suisse, tous les éléments de succès.

Action physiologique et thérapeutique. —L'action des eaux, bien que manifestement sédative dans certains cas, se mani-

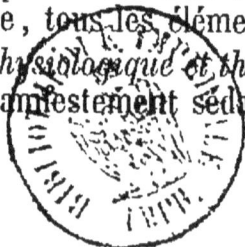

feste le plus souvent par une excitation franche et qu'il importe de savoir bien diriger. Aussi, suivant l'âge, le sexe. la nature de l'affection, les malades ne doivent jamais prendre, sans une interruption variable, une longue série de bains, sous peine de voir survenir la fièvre thermale, la saturation. Du reste, ni poussée, ni sueur copieuse, rien d'apparent à l'extérieur, « tout se passe dans le secret des organes. » (Vernière.) Comme les eaux chlorurées sodiques mixtes, d'après M. le Dr Bazin, elles s'adressent à l'arthritisme et à la scrofule. La présence de l'arsenic fournit à elle seule quelques autres indications. Ces eaux sont toniques, *reconstituantes*, et la faculté qu'elles possèdent à un haut degré d'amener la résolution de tumeurs bénignes, d'engorgements chroniques, explique facilement « qu'elles aient triomphé de kystes et de tumeurs solides de l'ovaire arrivées à un développement considérable (1). » M. Rotureau pense aussi qu'elles seraient très-utilement employées contre les affections qui résultent d'un séjour prolongé dans les pays chauds, contre les fièvres intermittentes rebelles et l'anémie qui en est la conséquence. S'appuyant sur leur propriété diurétique incontestable, il range aussi dans leur sphère d'action les calculs des reins et la gravelle. Il les compare aux eaux de Karlsbad, en Bohême, pour leur action tonique et analeptique.

Indications spéciales. — *Névroses. Sciatique.* — Les eaux à température peu élevée, et à minéralisation plus faible, mais plus riches en gaz acide carbonique, comme celles du Mont-Carnadore, par exemple, sont employées avec succès contre les maladies nerveuses, l'hystérie, les paralysies, les névralgies.

M. le Dr Basset n'a eu qu'à se louer du traitement institué contre la névralgie sciatique. « Le résultat a été des plus satis-« faisants. Je n'ai eu aucun insuccès. Sur 36 malades (en 1860), « 26 quittèrent Saint-Nectaire parfaitement guéris, les 10

(1) Rotureau. *Des principales eaux minérales de l'Europe*, p. 521.

« autres furent sensiblement améliorés, et je ne doute pas que
« quelques jours de traitement de plus les eussent parfaitement
« guéris (1). »

Maladies des femmes.—Les détails qui se trouvent à pro-
pos des injections vaginales nous permettent de nous borner à
une simple énumération. On peut promettre la guérison ou une
notable amélioration, dans les cas de fleurs blanches, de mens-
truation difficile, tardive, peu abondante, irrégulière, d'engorgements péri-utérins, suites de couches, de méthrite chronique,
ulcérations, gonflements et granulations du col, d'ovarite chronique et même de tumeurs fibreuses. « C'est sans doute à la
« propriété qu'elles offrent de régulariser les fonctions utérines,
« qu'est due la confiance que leur accordent beaucoup de
« femmes qui viennent leur demander la *fécondité*. L'espé-
« rance qu'elles fondent sur leur vertu n'est réellement pas chi-
« mérique ; bon nombre de femmes restées longtemps stériles
« sont devenues mères après une saison passée à Saint-Nec-
« taire, et ce résultat n'a rien qui soit fait pour surprendre (2). »

Maladies des enfants. — Souveraines contre l'état lymphatique et même contre la diathèse scrofuleuse, les eaux
de Saint-Nectaire-le-Haut conviennent parfaitement aux enfants à appétit languissant, paresseux, et dont la croissance
se fait mal. Elles réussissent bien contre l'engorgement des
ganglions cervicaux, l'impetigo ayant son siège au nez et
derrière les oreilles. Une saison passée à Saint-Nectaire
devrait être considérée comme une *mesure hygiénique* pour
arrêter les ravages du lymphatisme, de la scrofule, et pré-
venir le développement de la phthisie. L'eau de Saint-Nectaire, par sa composition et ses effets, peut être considérée
comme de l'*eau de mer thermale*, et beaucoup d'enfants, trop

(1) Basset, *loco citato*, page 58.

(2) Vernière, *loco citato*, page 3?.

faibles, dirigés tous les ans vers les bains de mer, se trouveraient mieux d'un traitement fait à Saint-Nectaire.

Après le bain de mer, si l'organisme ne peut ramener la réaction, il en résulte des effets désastreux. A Saint-Nectaire rien de pareil à redouter.

Les *jeunes filles chlorotiques* y viennent chaque année en grand nombre, avec l'assurance d'y retrouver leurs belles couleurs perdues.

Rhumatismes. — Le succès des eaux de Saint-Nectaire, contre le rhumatisme chronique articulaire, musculaire ou goutteux, a fait la réputation de ces thermes dans les départements voisins. On peut espérer la guérison de toutes ses manifestations, sans en excepter, suivant M. Verrière, les affections organiques du cœur, *endocardites* et *péricardites*, pourvu que la cause rhumatismale soit bien la seule en cause.

Elles sont aussi indiquées contre l'arthrite sèche, la coxalgie au début, l'ankylose incomplète, et pour favoriser la consolidation des fractures.

Maladies de la peau. — Pour éviter une longue énumération, il suffit de dire que toutes les fois qu'une maladie de la peau sera de nature scrofuleuse ou arthritique, les eaux de Saint-Nectaire seront employées d'une manière efficace. Dans d'autres cas, l'arsenic qu'elles contiennent doit entrer en ligne de compte.

Maladies du tube digestif. — Les malades atteints de gastralgies se trouvent bien de l'emploi de ces eaux en boisson. Elles sont indiquées dans le cas où l'affection atonique prédomine. Elles facilitent la digestion, et réveillent l'appétit, surtout celles qui sont plus gazeuzes et d'une température moins élevée.

Maladies des yeux. — Les granulations chroniques de la conjonctive, les kératites ulcéreuses, panniformes, les taies

. anciennes de la cornée, l'albugo, les blépharites chroniques, sont depuis peu traitées à Saint-Nectaire.

En 1865, sur la demande et aidé des conseils de médecins éminents de Clermont-Ferrand, M. le docteur Dumas Aubergier, pour combattre ces diverses affections, ne se borna plus à prescrire, seul, le traitement général, dont l'importance est incontestable, surtout lorsque la scrofule est en cause. Il fit installer des appareils spéciaux et institua un traitement local dont le succès dépassa toutes ses espérances. Encouragé par ces heureux résultats, il étudia ce mode de traitement, le modifia suivant les circonstances, en régla la durée et l'opportunité, en généralisa l'application, et, depuis, le nombre des malades qui viennent chercher la guérison d'affections rebelles et tenaces s'est augmenté considérablement.

On employa d'abord la douche à un seul jet ou à plusieurs jets filiformes, animés d'une certaine force d'impulsion, avec de l'eau chargée de gaz acide carbonique et fortement minéralisée. La douche était dirigée contre la partie malade, quelquefois contre la muqueuse des paupières préalablement renversées en dehors, dans les cas de granulations chroniques et contre la muqueuse bulbaire elle-même.

Cette méthode produit une vive excitation, amène une vascularisation considérable, et provoque la résorption des produits plastiques, ou modifie avantageusement ces états inflammatoires dont la chronicité est désespérante.

A une période plus voisine de l'état aigu, on emploie maintenant l'eau *pulvérisée*. Des succès bien constatés, et obtenus en peu de jours, sont venus affirmer l'excellence de cette dernière méthode qui bientôt, se perfectionnant chaque année, donnera, nous l'espérons, des résultats de plus en plus satisfaisants.

On se sert aussi quelquefois de douches à l'aide de l'appareil de Follin. L'eau agit alors par le faible choc qu'elle détermine, par son contact prolongé. Sans tiraillement pénible, elle débar-

rasse les paupières des mucosités croûteuses parfois si adhé-
rentes.

D'autres fois encore on recommande à quelques malades de
s'exposer les yeux ouverts, la tête et le cou entourés d'un
linge épais, au-dessus de petits vases remplis d'eau minérale,
à une température élevée.

La vapeur qui s'en dégage provoque souvent une excitation
bienfaisante sur la muqueuse oculaire. Ce dernier mode d'emploi
de l'eau minérale est analogue à celui qui est mis en usage près
de la *source des yeux*, aux bains d'Hercule (Hongrie).

Curiosités, environs et promenades. — A Saint-Nectaire,
la vieille église romane et le village, les grottes du Mont-
Cornadore, les cuves romaines, et les cabanes où se font les
pétrifications, le dolmen druidique, etc.

Aux environs. — La cascade des Granges, les belles sources
d'eau vive, à Sachat, le château de Murol, l'ancien volcan du
Tartaret, le Saut de la Pucelle, le lac Chambon, le lac Pavin
(décrit par Nadaud), enfin le Mont-Dore et la Bourboule. (Aller
et retour dans la même journée.)

D'un autre côté, sur la route de Champeix, les belles prairies
qui bordent la Couse, le Saut du Saillant, les roches et le pont
de Verrières (décrits par Georges Sand, dans son beau roman
de Jean de la Roche), la vallée de la Couse, le château de
Montaigut, les grottes de Jonas, etc.

On trouve des chevaux et de bonnes calèches pour faire ces
excursions. Le savant et le touriste trouvent à chaque instant,
l'un des sujets d'études et l'autre des motifs à son enthou-
siasme pour les beautés de la nature.

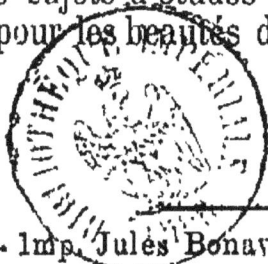

Paris. — Imp. Jules Bonaventure, 55, quai des Grands-Augustins.

ANALYSES DE M. LEFORT (1860).

	SOURCES DU MONT CORNADORE	SOURCES BŒTTE		SOURCES MANDON	
		chaude	tempér	chaude	temper
	gr.	gr.	gr.	gr.	gr.
Acide carbonique libre.	0,9464	0,8600	1,0599	1,5308	1,2946
Oxygène et azote. . .	indéter.	indéter.	indéter.	indéter.	indéter
Chlorure de sodium. .	2,1464	2,7633	2,7743	2,4142	2,4920
Iodure de sodium . . .	traces tr. sens	traces tr. sens	traces tr. sens.	traces tr sens	traces tr. sou
Bicarbonate de soude..	2,0004	1,9511	1,8564	2,0884	1,9776
— de potasse.	0,0646	0,0471	1,0450	0,0407	0,0471
— de chaux.	0,6480	0,6590	0,6722	0,7060	0,6842
— de magnésie. . .	0,4384	0,4681	0,4930	0,4815	0,4745
— de protoxyde de fer. .	0,0122	0,0115	0,0128	0,0097	0,0226
Sulfate de soude. .	0,1309	0,1609	0,1639	0,1784	0,1401
— de strontiane.	0,0070	0,0070	0,0080	0,0070	0,0070
Arséniate de soude.	traces	traces	traces	traces	traces
Phosphate de soude.	traces tr. app.	traces tr. app.	traces tr. app.	traces tr. app.	traces tr. app.
Alumine.	0,0171	0,0270	0,0214	0,0205	0,0196
Acide silicique . . .	0,1044	0,1128	0,1009	0,1036	0,0884
Matières organiques bitumineuses	traces tr. sens.	traces tr. sens	traces tr. sens.	traces tr. app.	traces tr. app.
	6,5155	7,0842	7,2076	7,5808	6,2378

ANALYSES DE M. TERREIL (1859).

	SOURCES	
	Pauline.	Rouge.
	gr.	gr
Acide carbonique libre.	0,2750	0,4000
Chlorure de sodium. .	2,3109	2,2057
Sulfate de soude. . . .	0,0874	0,1203
Bicarbonate de soude. .	2,3404	2,3113
— de potasse.	0,2940	0,1479
— de magnésie	1,0430	0,8708
— de chaux. . .	0,1403	0,1155
Alumine et oxyde de fer.	0,0429	0,0464
Silice.	0,0809	0,1182
Arséniate de fer. . . .	traces	traces
Matières organiques. .	0,0054	0,0070
	6,6159	6,4481

RENSEIGNEMENTS

Le Grand Hôtel du Mont-Cornadore, à *Saint-Nectaire-le-Haut*, est situé à côté de l'établissement. Les baigneurs n'ont à s'adresser qu'à une seule et même administration.

Les prix du traitement sont très-modérés.

Pour l'hôtel, suivant les exigences, de 5 à 10 fr. par jour. (Chambre et table d'hôte). On traite de gré à gré.

Tables d'hôte de diverses catégories. Seconde table pour les domestiques.

On peut se faire servir à part et dans ses appartements.

Salon de conversation. Jeux divers. Terrasse devant l'hôtel.

Gymnase pour les enfants. Café. Billard. Journaux.

Jardin sur le bord d'un ruisseau à eaux vives et à l'abri du soleil, vers le milieu du jour.

Voitures pour promenades, de 10 à 20 fr. par jour. Chevaux, location, de 3 à 5 fr.

Nota. Il est utile d'écrire quelques jours à l'avance pour retenir des chambres ou appartements et se faire prendre par l'omnibus de l'hôtel, à la gare de Coudes.

Adresse. — Monsieur Mandon aîné, propriétaire
à Saint-Nectaire-le-Haut,
Par Champeix,
(PUY-DE-DÔME).

Paris. — Imprimerie Jules Bonaventure,
55, quai des Grands-Augustins.

0

www.ingramcontent.com/pod-product-compliance
Lightning Source LLC
Chambersburg PA
CBHW050419210326
41520CB00020B/6666